DE LA

VENTE DES ANIMAUX

ATTEINTS OU SOUPÇONNÉS

DE MALADIES CONTAGIEUSES

DE LA
VENTE DES ANIMAUX

ATTEINTS OU SOUPÇONNÉS

DE MALADIES CONTAGIEUSES

PAR

A. DE CHÊNE-VARIN

AVOCAT

EXTRAIT DE *LA FRANCE JUDICIAIRE*

PARIS

A. DURAND ET PEDONE-LAURIEL, ÉDITEURS
LIBRAIRES DE LA COUR D'APPEL ET DE L'ORDRE DES AVOCATS
G. PEDONE-LAURIEL, Successeur
13, RUE SOUFFLOT, 13

1898

DE LA

VENTE DES ANIMAUX

ATTEINTS OU SOUPÇONNÉS

DE MALADIES CONTAGIEUSES

PAR

A. DE CHÊNE-VARIN

AVOCAT

EXTRAIT DE *LA FRANCE JUDICIAIRE*

PARIS

A. DURAND ET PEDONE-LAURIEL, ÉDITEURS

LIBRAIRES DE LA COUR D'APPEL ET DE L'ORDRE DES AVOCATS

G. PEDONE-LAURIEL, SUCCESSEUR

13, RUE SOUFFLOT, 13

1893

DE LA
VENTE DES ANIMAUX

ATTEINTS OU SOUPÇONNÉS

DE MALADIES CONTAGIEUSES

PAR

A. DE CHÊNE-VARIN

AVOCAT

EXTRAIT DE *LA FRANCE JUDICIAIRE*

PARIS

A. DURAND ET PEDONE-LAURIEL, ÉDITEURS

LIBRAIRES DE LA COUR D'APPEL ET DE L'ORDRE DES AVOCATS

G. PEDONE-LAURIEL, Successeur

13, RUE SOUFFLOT, 13

1893

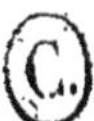

DE LA VENTE DES ANIMAUX

ATTEINTS OU SOUPÇONNÉS DE MALADIES CONTAGIEUSES

Quelles actions peuvent être intentées par l'acheteur d'animaux atteints ou soupçonnés d'être atteints de maladies contagieuses ?

L'article premier de la loi du 21 juillet 1881, sur la police sanitaire des animaux, énumère les maladies qui sont considérées comme contagieuses.

Cet article est ainsi conçu : « Les maladies des animaux qui sont réputées contagieuses..... sont : La peste bovine dans toutes les espèces de ruminants ; la péripneumonie contagieuse dans l'espèce bovine ; la clavelée et la gale dans les espèces ovine et caprine ; la fièvre aphteuse dans les espèces bovine, ovine, caprine et porcine ; la morve, le farcin, la dourine dans les espèces chevaline et asine ; la rage et le charbon dans toutes les espèces.»

L'article 2 de la loi du 21 juillet 1881 ajoute : « Un décret du Président de la République, rendu sur le rapport du ministre de l'agriculture et du commerce, après avis du comité consultatif des épizooties pourra ajouter, à la nomenclature des maladies réputées contagieuses dans chacune des espèces d'animaux énoncées ci-dessus, toutes autres maladies contagieuses, dénommées ou non, qui prendraient un caractère dangereux. Les dispositions de la présente loi pourront être étendues par un décret rendu dans la même forme aux animaux d'espèces autres que celles ci-dessus désignées. »

C'est par application de ces dispositions que, le 28 juillet 1888, un décret a indiqué différentes maladies charbonneuses qui doivent être réputées contagieuses, telles que le sang de rate, la fièvre charbonneuse, le charbon symptomatique ou emphysémateux et ajouté à l'énumération de l'article premier de la loi du 21 juillet 1881 : la tuberculose dans l'espèce bovine ; le rouget et la pneumo-entérite infectieuse dans l'espèce porcine.

Faisons remarquer ici que certaines des maladies considérées comme contagieuses figurent parmi les maladies où défauts réputés vices rédhibitoires, aux termes de l'article 2 de la loi du 2 août 1884. Parmi ces maladies nous trouvons : la morve et le farcin, pour l'espèce chevaline et asine, et la clavelée pour l'espèce ovine.

Admettons qu'une personne ait acquis ou ait échangé, contre un animal sain, un animal atteint ou soupçonné d'être atteint d'une des maladies contagieuses que nous venons de citer, à quelles actions l'acheteur ou l'échangiste pourra-t-il recourir pour obtenir soit la résiliation ou la nullité de la vente, soit des dommages-intérêts ?

Quand une contestation de cette nature surgit, celui qui se propose d'agir en justice doit se préoccuper avant tout de la nature de la demande qu'il est de son intérêt d'introduire et de poursuivre. Intentera-t-il l'action en résolution de la vente ou en diminution du prix ? Aura-t-il recours à une action en dommages-intérêts devant les juges civils ou devant la juridiction répressive ? Provoquera-t-il la nullité de la vente du chef de dol ou à raison de la prohibition de vendre qui pèse sur l'objet vendu ?

Tels sont les points sur lesquels, suivant les circonstances, son opinion devra porter. Mais naturellement, le demandeur inclinera vers l'action qui lui semblera la plus avantageuse, s'il se trouve encore dans le délai pour se prononcer entre toutes ; sinon, il se rejettera nécessairement sur l'action qu'il peut encore utilement intenter.

Ce sont ces diverses hypothèses : actions en résolution ou en diminution de prix, action en paiement de dommages-intérêts, actions en nullité pour dol ou pour prohibition de vente, que nous allons étudier successivement.

§ 1er. — *De l'action en résolution ou en diminution de prix.*

Si la maladie est réputée rédhibitoire par la loi du 2 août 1884, c'est-à-dire s'il s'agit de la morve, du farcin ou de la clavelée, l'acheteur ou l'échangiste pourra intenter l'une ou l'autre de ces actions, puisque l'article 2 de ladite loi dit : « Sont réputés vices rédhibitoires et donneront seuls ouverture aux actions résultant des articles 1641 et suivants du code civil, sans distinction des localités où les ventes et échanges auront lieu, les maladies ou défauts ci-après, savoir : pour le cheval, l'âne et le mulet, la morve, le farcin.....; pour l'espèce ovine, la clavelée.

Mais, combien peu de temps, l'acheteur ou l'échangiste aura pour former cette demande, puisque, aux termes de l'article 5 de la loi de 1884, le délai pour intenter l'action rédhibitoire est de *neuf jours francs* non compris le jour fixé pour la livraison. »

Quant à l'action en réduction de prix, elle n'est pas toujours possible, puisque l'article 3 décide qu'elle ne peut être exercée dans les ventes et échanges lorsque le vendeur offrira de reprendre l'animal vendu, en restituant le prix et en remboursant à l'acquéreur les frais occasionnés par la vente.

Enfin, ni l'une ni l'autre des actions en rédhibition de la vente ou en réduction de prix ne sont admises pour les ventes ou pour les échanges d'animaux domestiques, si le prix, en cas de vente, ou la valeur, en cas d'échange, ne dépasse pas cent francs, (art. 4, loi de 1884).

Nous n'insisterons pas plus sur ce point déjà traité par nous à deux reprises différentes dans la *France Judiciaire* (1) et dans notre ouvrage sur les vices rédhibitoires chez les animaux domestiques (2).

Mais nous croyons devoir rappeler que les maladies qui atteignent d'autres animaux domestiques que le cheval, l'âne, le mulet, les moutons et les porcs donnent ouverture aux actions de droit commun résultant des articles 1641 et suivants du code civil ; c'est-à-dire aux actions en garantie et en réduction de prix. Nous l'avons démontré notamment en ce qui concerne les animaux bovidés en remontant jusqu'aux sources et en nous appuyant sur la jurisprudence (3). Mais l'article 1648 oblige l'acheteur ou l'échangiste à introduire sa demande dans un bref délai. Donc les actions rédhibitoire (*actio rédhibitoria*) et en réduction de prix (*actio quanto minoris*) ne seront pas toujours possibles.

(1) Année 1885, 1re partie, p. 101 et suivantes.

(2) *Code de Vices rédhibitoires ;* Paris 1886, Pedone-Lauriel, vol. in-18 de 314 pages.

(3) *France judiciaire*, 1891, 1re partie, p. 289 et suivantes.

§ 2. — *De l'action en paiement de dommages-intérêts.*

C'est l'action découlant de l'article 1382 du code civil, aux termes duquel : tout fait quelconque de l'homme, qui cause à autrui un dommage oblige celui par la faute duquel il est arrivé, à le réparer.

Cette action peut être intentée lorsque l'animal aura été repris par le vendeur, mais aura infecté étables, écuries, porcheries, prés, etc. — ou lorsque l'animal sera mort de la maladie dont il était atteint et que l'action en nullité ne pourra être exercée, ou lorsque l'animal aura communiqué la maladie à d'autres animaux ou encore concurremment avec l'action en nullité de la vente ; et elle peut l'être soit devant les tribunaux civils soit devant la juridiction répressive.

Mais, est-ce à dire qu'elle sera toujours possible ? Non ! En effet, pour que l'acheteur ou l'échangiste puisse réclamer au vendeur des dommages-intérêts il faut qu'il justifie, d'une part, qu'il a subi un préjudice et d'autre part, que c'est le vendeur qui est cause de ce dommage. Or, pour triompher dans sa demande, il doit établir que l'animal vendu (ou échangé) était bien atteint d'une maladie contagieuse *contractée çhez le vendeur*, sans qu'il y ait lieu de tenir compte de la bonne foi du vendeur. C'est là une question de preuve, preuve facile à faire, si le vendeur est commerçant et si le procès est porté devant le tribunal de commerce, où la preuve testimoniale est possible, preuve facile à arbitrer aussi dans le cas où le ministère public poursuivant le vendeur pour infraction à la loi sur la Police sanitaire des animaux, ce dernier est condamné, mais bien difficile en dehors de ces cas si le vendeur n'est pas commerçant.

Nous disons que l'action en dommages-intérêts peut être poursuivie soit devant la juridiction civile soit devant la juridiction répressive ; en effet, nous savons qu'aux termes de l'article 3 du code d'instruction criminelle « l'action civile peut être poursuivie en même temps et devant les mêmes juges que l'action publique, mais qu'elle peut aussi l'être séparément » de sorte que l'acheteur ou l'échangiste se prétendant trompé, ou se portera, à l'audience, partie civile sur les poursuites du Parquet ou attendra que les juges correctionnels aient statué pour réclamer des dommages-intérêts, en se basant sur le jugement rendu contre son vendeur.

Nous préférons ce dernier mode de procéder. En voici les motifs : témoin, l'acheteur ne peut se porter partie civile ; d'autre part, il peut craindre un échec, suivant que les dépositions auront ou non été formelles et se voir condamner à des dépens qui viendront augmenter la perte subie. Au lieu que si les juges de répression constatent que le vendeur *connaissait* le vice ou la maladie dont l'animal était atteint ou avait, pour le moins, lieu de soupçonner l'existence de la maladie, soit à cause de son expérience, soit à cause de l'ancienneté et du caractère permanent de l'affection, soit à raison du contact de l'animal avec d'autres animaux malades ou avec des personnes suspectes, soit par suite de son séjour dans un endroit suspect ou infecté, soit enfin eu égard à la provenance de l'animal et le condamnent pour contravention à la loi du 21 juillet 1881, il est certain que l'acheteur portant son action en dommages-intérêts devant les juges civils s'armera de la décision des juges correctionnels et triomphera nécessairement dans sa demande.

Est-il nécessaire d'ajouter qu'en cas de dol l'acheteur peut recourir à l'action en dommages-intérêts, en dehors de l'action en nullité basée sur le dol lui-même, si mieux il n'aime confondre l'exercice de ces deux actions ; qu'en effet, aux termes de l'article 1645 du code civil « si le vendeur connaissait les vices de la chose, il est tenu outre la restitution du prix qu'il en a reçu, de tous les dommages-intérêts envers l'acheteur » et qu'aux termes de l'article 1er de la loi du 2 août 1884 « L'action en garantie, dans les ventes ou échanges d'animaux domestiques, est régie à défaut de conventions contraires par les dispositions suivantes de ladite loi, *sans préjudice de dommages-intérêts qui peuvent être dus s'il y a dol.* »

Ceci nous amène à parler de l'action en nullité fondée sur les manœuvres dolosives employées à l'encontre de l'acheteur (ou de l'échangiste).

§ 3. — *De l'action de dol.*

Tout le monde sait qu'il n'y a point de consentement valable si le consentement a été surpris par dol (art. 1109 du code civil) et qu'aux termes de l'article 1116 du même code « le dol est une cause de nullité de la convention, lorsque les manœuvres pratiquées par l'une des parties sont telles qu'il est évident que, sans ces manœuvres, l'autre partie n'aurait pas contracté » Déjà dans notre *Code des vices rédhibitoires chez les animaux domestiques* nous avons parlé de cette action basée sur le dol (v. p. 23 et suivantes) et de l'obligation pour l'acheteur de justifier que le vendeur, lors du contrat, avait une parfaite connaissance de la maladie qui affectait l'animal ou soupçonnait la maladie ; en effet, l'article 1116 du code civil partant de ce principe que le vendeur doit toujours être considéré comme ayant été de bonne foi, déclare que le dol « ne se présume pas et doit être prouvé. » C'est donc à l'acheteur qu'incombe la preuve « *onus probandi incumbit actori* »

Comment fera-t-il cette preuve ? — Par témoins, s'il le peut, sinon il fera, dès qu'il aura constaté la maladie, sa déclaration ; le vétérinaire du service des épizooties viendra faire son enquête, recherchera comment la maladie a pu contaminer l'étable de l'acheteur indemne jusqu'à ce moment, fera rendre par le préfet un arrêté de déclaration d'infection, visitera les locaux du vendeur et s'il constate que l'épidémie règne ou y régnait déjà depuis quelque temps ou depuis quelques jours fera son rapport au Parquet, qui poursuivra le vendeur pour n'avoir pas fait sa déclaration et pour avoir vendu des animaux qu'il savait atteints ou soupçonnait d'être atteints de maladies contagieuses. Si le vendeur est condamné, l'acheteur, se basant sur le jugement de condamnation, introduira sa demande en nullité de la vente, en se fondant sur la constatation faite par les juges correctionnels que le vendeur connaissait la maladie dont l'animal était atteint ou soupçonnait la maladie dont il était affecté. Par cette constatation, il prouvera le dol et verra sa demande accueillie.

Citons un exemple.

Un marchand de vaches vend une bête malade ou soupçonnée

d'être malade et se voit poursuivre par le Parquet qui le condamne pour infraction à la loi de 1881 par les motifs suivants :

« Attendu qu'il résulte de l'instruction et des débats que...., à Paris, V... a vendu à X... une vache qui, quelques jours après, a été reconnue atteinte de la fièvre aphteuse ; que lorsque cette vache a été livrée à X. elle boitait ; que sur l'observation de X..., V... lui a répondu que c'était probablement par suite de la fatigue du transport ; mais attendu que si le trajet en chemin de fer peut, dans certains cas, occasionner une fatigue qui entraîne un peu de claudication, il est certain que la fièvre se manifeste toujours par une boiterie ; que V... qui est marchand de bestiaux et très expérimenté, a dû être mis en éveil par cette boiterie ; que la constatant il aurait dû en faire vérifier la cause par un homme de l'art ; que la loi interdisant la mise en vente de bêtes atteintes ou seulement soupçonnées de maladies contagieuses, *l'état de suspicion de l'animal existait certainement au regard du prévenu* et le fait tomber sous le coup des articles 1er, 13, 30 et 31 de la loi du 21 juillet 1881. Condamne » (1).

Eh bien ! il est certain que se basant sur une semblable décision, l'acheteur verrait accueillir sa demande en nullité de la vente dolosive et même à des dommages-intérêts, si un préjudice lui avait été causé, notamment si la bête avait contaminé son étable ou ses écuries.

§ 4. — *De l'action en nullité de la vente illicite.*

Aux termes de l'article 1128 du code civil : « Il n'y a que les choses qui sont dans le commerce qui puissent être l'objet des conventions », et, d'après l'article 1598 du même code : « Tout ce qui est dans le commerce peut être vendu, lorsque des lois particulières n'en ont pas prohibé l'aliénation ».

Or, nous trouvons, dans la loi du 21 juillet 1881, un article 13 dont le premier paragraphe est ainsi conçu : « La vente ou la mise en vente des animaux atteints ou soupçonnés d'être atteints de maladies contagieuses est interdite ».

Mais, est-ce à dire que parce qu'un animal a été reconnu atteint d'une maladie contagieuse la vente soit nulle ? Non !

(1) Jugement du tribunal de la Seine du 27 octobre 1892.

Quand donc la vente est-elle nulle ?

Plusieurs tribunaux de première instance et même des cours ont décidé que l'action en nullité d'une vente d'animaux atteints ou soupçonnés de maladies contagieuses ne peut être exercée contre le vendeur, en vertu de l'article 13 de la loi de 1881, sur la police sanitaire des animaux, qu'après la constatation et la reconnaissance par la juridiction répressive de l'infraction, que cette loi punit d'amendes et d'emprisonnement.

C'est dans ce sens que s'est prononcé un jugement du tribunal de commerce de la Seine en date du 12 février 1887, dans une affaire de Mat et Cⁱᵉ contre Combier, où MM. de Mat et Cⁱᵉ virent leur demande rejetée, d'une part, parce qu'ils n'avaient point intenté leur action dans les neuf jours (loi du 21 août 1884) et d'autre part, — alors que les demandeurs cherchaient à se baser sur la loi de 1881 pour faire prononcer la nullité de la vente d'une jument abattue comme morveuse et réclamer des dommages-intérêts au vendeur — parce qu'ils ne justifiaient pas que Combier ait, au moment de la vente, eu connaissance de la maladie de la jument par lui vendue et qu'ils n'établissaient aucune manœuvre dolosive à la charge de ce dernier..... »

MM. de Mat et Cⁱᵉ ne s'en tinrent pas à cette décision, malgré l'avis que nous émîmes (1) ; ils interjetèrent appel et prirent devant la cour de Paris les conclusions suivantes :

« Attendu que, d'après la loi du 21 juillet 1881, la vente des animaux atteints de maladies contagieuses est interdite, qu'il en résulte que l'animal atteint de maladie contagieuse ne peut faire l'objet d'une convention ni d'une vente ; qu'il est placé hors du commerce ; que la vente d'un animal contaminé est donc nulle et inexistante, alors même que le vendeur aurait été de bonne foi et aurait ignoré la maladie contagieuse dont était atteint l'animal qu'il cédait ; que ces principes trouvent leur confirmation et leur justification dans les articles 1128 et 1598 du code civil ; que les premiers juges ont commis une erreur en invoquant la bonne foi du vendeur dans l'espèce ; qu'il n'y avait pas à soulever de question de bonne ou de mauvaise foi ; que l'ac-

______

(1) *Répertoire de police sanitaire vétérinaire*, numéro du 15 mars 1888.

tion redhibitoire de la loi de 1884 comme l'action de la loi du 21 juillet 1881 qu'exercent MM. de Mat et Cie sont des actions civiles qui étaient dirigées spécialement contre des vendeurs de bonne foi ; que la loi de 1881, article 31, a eu soin de stipuler des pénalités contre les vendeurs de mauvaise foi ; que les premiers juges ont donc fait une confusion en recherchant qu'elle était l'intention du vendeur et en déboutant les concluants à raison de la bonne foi de Combier.....»

A ces conclusions, la cour (7e ch.) a répondu, le 29 mai 1890, par un arrêt confirmatif dans les termes suivants :

« Considérant qu'il est constant que les ventes successives de l'animal n'ont été entachées d'aucun dol, d'*aucune mauvaise foi* ; que les vendeurs successifs *ont ignoré la maladie contagieuse dont il était atteint* ; que, dans ces circonstances, l'action en nullité et en dommages-intérêts dirigée contre les vendeurs ne saurait être recevable. Adoptant au surplus les motifs des premiers juges, etc... ».

Donc, d'après la jurisprudence tant du tribunal de commerce de la Seine que de la Cour de Paris, la nullité basée sur la vente d'animaux atteints ou soupçonnés d'être atteints de maladies contagieuses, n'est possible qu'autant qu'il y a eu connaissance ou soupçon de la maladie, donc mauvaise foi. Dans le même sens nous trouvons les jugements suivants : tribunal civil de Gray du 9 novembre 1886 ; tribunal civil de Die, du 6 décembre 1889 ; tribunal civil de Pontoise, du 4 août 1890 ; tribunal civil de Nevers, du 31 décembre 1890 ; tribunal civil d'Annecy, du 14 février 1891, qui tous déclarent que l'action redhibitoire doit être considérée comme absolument indépendante de l'action de dol régie par les dispositions de la loi du 21 juillet 1881 sur les épizooties, loi qui a un caractère pénal.

M. Bozérian dans son rapport au Sénat sur le projet de loi, qui est devenu la loi du 2 août 1884, n'a-t-il pas dit : « Le projet précise plus nettement le principe de la liberté absolue des conventions ; il laisse le dol et le délit sous l'empire du droit commun ».

Telle était la jurisprudence des cours et tribunaux lorsqu'un arrêt de la cour de cassation (ch. civ.) du 20 juillet 1892, est venu déclarer que la vente, prohibée par l'article 13 de la loi du 21 juillet 1881, d'un animal atteint ou soupçonné d'être atteint d'une maladie contagieuse est nécessairement nulle et que, dès lors, l'acheteur doit être nécessairement reconnu fondé à demander la résiliation d'une telle vente, *par cela seul qu'il établit qu'au moment où elle a été conclue la maladie existait ou commençait d'exister chez l'animal vendu, sans qu'il y ait lieu de rechercher, en outre, si, à ce moment le vendeur était ou non de bonne foi.* (1)

« Attendu, en droit, dit cet arrêt, que l'article 13 de la loi du 21 juillet 1881 en interdisant d'une *façon absolue* la vente ou la mise en vente des animaux atteints ou soupçonnés d'être atteints de maladies contagieuses a eu pour effet de mettre ces animaux hors du commerce ; que pour obtenir le résultat qu'il poursuivait, c'est-à-dire la préservation de la contagion, le législateur a certainement voulu qu'il n'y eût pas à rechercher si le vendeur était ou non de bonne foi, mais seulement si la maladie existait ou commençait d'exister au moment de la vente.

« Attendu que la vente d'un objet mis hors de commerce par un motif d'ordre public est nécessairement nulle et autorise l'acheteur à en demander la résiliation ;

« Attendu que le décret du 28 juillet 1888, dans son article 1er, classe la tuberculose parmi les maladies contagieuses pour l'espèce bovine.

« Attendu, en fait, qu'il résulte des constatations du jugement attaqué, que Maître, acheteur de deux bœufs à lui vendus par le sieur Caquet, soutenait qu'au moment de la vente, un de ces animaux était atteint de tuberculose dans de telles conditions que, peu de jours après, il devait être abattu sur l'ordre du préfet ; que, par suite, la vente devait être résiliée comme faite contrairement aux dispositions de la loi du 21 juillet 1881 ;

« Attendu que, pour écarter cette demande le jugement attaqué pose d'abord en principe que la loi de 1881 ne peut être appliquée que s'il est établi que le vendeur connaissait ou soupçon-

---

(1) Depuis cet arrêt, le tribunal de commerce de la Seine a modifié son ancienne jurisprudence et adopté, par jugement du 11 octobre 1892, l'opinion de la Cour de cassation.

naît l'existence de la maladie contagieuse et constate ensuite ce fait que Maître n'a pas édifié cette preuve contre Caquet.

« Attendu en présence des principes plus haut énoncés que le jugement attaqué a faussement appliqué et par suite, violé l'article de loi sus visé. — Cassé. »

Si respectueux que nous soyons des arrêts de la cour de cassation, nous trouvons que cette décision est *trop absolue* et que telle n'est pas la portée que doit avoir la loi du 21 juillet 1881.

Si l'article 13 interdit, en effet, la vente des animaux *atteints* ou *soupçonnés* d'être atteints de maladies contagieuses c'est parce que le législateur veut éviter que le propriétaire d'un animal qu'il sait malade ou qu'il soupçonne d'être malade (donc, de mauvaise foi) ne cherche à se débarrasser de cet animal et par suite ne propage la contagion. Voilà pourquoi la loi a édicté tant de mesures préventives, tant de pénalités afin de préserver d'autres animaux de la maladie. Mais il ne faut pas oublier qu'il s'agit d'une loi de police, loi de droit étroit qui ne peut recevoir son application que dans les cas strictement déterminés, prévus.

Nous avons dit que la vente ne serait nulle que quand le vendeur *saura* que l'animal était atteint d'une maladie contagieuse où qu'il le *soupçonnera* atteint d'une maladie ; sinon, la vente sera valable. Ajoutons la vente ne sera pas illicite parce qu'il sera constaté ultérieurement que l'animal était atteint d'une maladie contagieuse, mais *seulement à partir de l'interdiction*.

Il ne suffit pas de lire le premier paragraphe de l'article 13 de la loi de 1881 pour dire l'animal est atteint de maladie contagieuse, donc la vente est nulle.

En effet, si l'article 13 établit d'abord le principe de l'interdiction de la vente, ne dit-il pas : « Le propriétaire ne peut s'en dessaisir que, dans les conditions déterminées par le règlement d'administration publique prévu à l'article 5 » puis, immédiatement après « ce règlement fixera pour chaque espèce d'animaux et de maladies le temps pendant lequel l'interdiction de vente s'appliquera aux animaux qui ont été exposés à la contagion ».

Or, ces dispositions ne sont-elles pas en contradiction avec l'ar-

rêt de la cour de cassation du 20 juillet 1892 qui déclare que
« l'article 13 de la loi du 21 juillet 1881, en interdisant *d'une fa-*
çon absolue la vente ou la mise eh vente des animaux atteints
ou soupçonnés d'être atteints de maladies contagieuses a eu
pour effet de mettre ces animaux hors du commerce ».

Résumant les articles 10, 11 et 12 du projet de loi, M. Jobard,
rapporteur de la commission sénatoriale, ne s'exprimait-il pas
ainsi, à la séance du 29 mars 1879 : » ces articles forment un en-
semble de dispositions qui découlent des diverses hypothèses
dans lesquelles le législateur s'est placé : L'article 10 *interdit* de
vendre ou mettre en vente des animaux atteints ; l'article 11 *dé-*
fend la vente des chairs des animaux abattus comme tels ; l'article 12 *permet* celle des animaux qui, sans être contaminés au-
raient été en contact avec des animaux atteints.

« On comprend la différence de ces diverses dispositions, car
la vente sur pied des animaux atteints ne ferait que propager la
contagion, et celle de leurs débris serait nuisible à la santé publique ; tandis que s'ils n'ont été qu'en contact, s'ils sont encore
bien portants, la chair peut être consommée sans aucun dan-
ger.

« Pour les cadavres ou débris, pour les peaux, issues et abats,
il était nécessaire d'établir la même distinction en cas de peste
bovine.

« Afin d'éviter la propagation du mal par l'exposition à l'air,
tout ce qui provient des animaux abattus, par ordre de l'autorité
ou morts de cette maladie doit être enfoui avec la peau tailladée
s'il n'est pas envoyé à un atelier d'équarrissage autorisé et dans
les conditions qui seront déterminées par le règlement d'administration publique.

« Si, au contraire les animaux n'étaient pas atteints, s'ils ont été
abattus parce qu'ils avaient été en contact, cas où la loi permet
de livrer leurs chairs à la consommation, les peaux, abats et issues
peuvent être utilisés, mais avec une condition de précaution :
la désinfection avant la sortie du lieu où l'animal aura été abattu »...

Puis, passant aux articles 15 et 19 « le propriétaire d'un animal abattu qui aura été autorisé à en vendre les débris est tenu

de déclarer, le prix qu'il en a retiré et si ce prix est supérieur à la partie laissée à sa charge, l'indemnité est diminuée d'autant (1).

La vente ou la mise en vente n'est donc pas interdite d'une façon si absolue que le prétend la cour de cassation, puisque l'article 13 lui-même sur lequel elle se base indique que le propriétaire peut se dessaisir de l'animal dans des conditions déterminées.

D'autre part, ne trouvons-nous pas, pour combattre ce caractère d'absolutisme dont parle l'arrêt que nous critiquons, dans l'exposé des motifs du projet de loi présenté par le gouvernement le 4 novembre 1878, sous l'article 6 (qui est devenu l'article 13) ces mots : « L'article a pour but de prévenir la diffusion des maladies contagieuses par l'interdiction de la vente ou de la mise en vente. Mais il peut y avoir des avantages même au point de vue sanitaire à ce que leurs propriétaires puissent être autorisés à s'en dessaisir pour les faire conduire à des abattoirs, si leur maladie est de telle nature qu'il n'y ait aucun inconvénient pour la santé publique, à ce que leurs viandes soient livrées à la consommation, comme c'est le cas pour la fièvre aphteuse par exemple. L'abatage pour la boucherie constitue en pareil cas un moyen très économique de dépeuplement qui diminue d'autant les chances d'extension et d'entretien de la maladie sur les lieux. D'autre part, il peut être très utile toujours au point de vue de la salubrité des localités envahies, d'autoriser des déplacements d'animaux malades et *même des changements de mains par la vente*, sous des conditions et avec des précautions que l'autorité administrative doit avoir la latitude de déterminer, lorsque les circonstances locales le permettront. Le principe de l'interdiction de la vente et de la mise en vente étant posé, le projet de la loi renvoie au règlement d'administration publique pour les exceptions que cette interdiction peut comporter et qu'il reconnait nécessaire d'autoriser.

« Mais ce ne sont pas seulement les animaux malades dont la vente doit être interdite : c'est surtout aux animaux encore

____

(1) *Journal officiel*, 3 mai 1879, p. 3789.

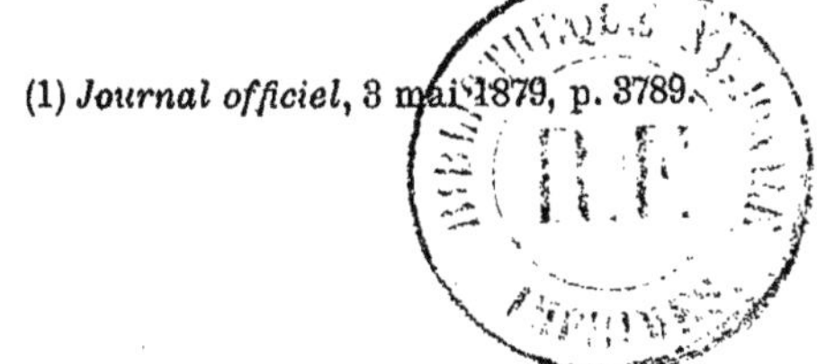

sains en apparence mais qui recèlent en eux les germes de la
contagion à laquelle ils ont été exposés que cette interdiction
doit s'appliquer car c'est eux surtout qui servent de véhicules à
cette contagion quelle qu'elle soit, et la disséminent dans tous
les sens par les voies commerciales. A ce point de vue, l'action
de la loi ne saurait être trop restrictive et sa surveillance trop
rigoureuse, car on peut dire avec certitude que c'est principale-
ment par la vente des animaux infectés dont leurs propriétaires
se dessaisissent par le commerce pour éviter de plus grandes
pertes, que les contagions gagnent le plus de terrain. Si elles
n'étaient pas aidées par la complicité des trafiquants, elles ne
constitueraient le plus souvent que des foyers circonscrits qui
pourraient être étouffés sans de grands efforts.

— « Le projet de loi laisse *au règlement d'administration
publique* le soin de fixer pour chaque espèce d'animaux et de
maladies, le temps pendant lequel l'interdiction de vente et de
mise en vente s'appliquera aux animaux qui ont été exposés à
la contagion. Ce règlement seul pourrait avoir l'élasticité nécessaire pour la fixation des règles en pareil cas et leur adaptation
à la nature des choses, ainsi par exemple la période d'incubation
de la péripneumonie contagieuse étant en moyenne de six semai-
nes à deux mois, et pouvant se prolonger jusqu'à trois, c'est
pendant ce long temps que l'interdiction de vente, pour une
autre destination que la boucherie doit peser sur les animaux
de l'espèce bovine qui ont été exposés à la contagion de cette
maladie. Tandis que, par contre la durée de cette période ne doit
pas être plus de quinze jours pour la fièvre aphteuse et d'un
mois pour la clavelée. Ces détails, évidemment ne sont pas, du
ressort de la loi ; c'est au règlement d'administration qu'il ap-
partient de les régler d'après les principes qu'elle a posés. »

Ce n'est donc point dans l'article 13 de la loi de 1881 que nous
trouverons la solution du problème que nous cherchons à ré-
soudre. C'est par le décret du 22 juin 1882 portant règlement
d'administration publique pour l'exécution de la loi sur la police sanitaire des animaux que nous connaitrons dans quelles
conditions le propriétaire peut se dessaisir des animaux atteints
ou soupçonnés de maladies contagieuses, durant quel temps, à

quelles espèces d'animaux et de maladies l'interdiction de vente s'appliquera.

A partir de quand la vente est-elle interdite? — Question, que, à notre connaissance aucun tribunal, aucune cour ne s'est posée !

A partir de l'arrêté déclarant l'infection !

Que l'animal soit atteint ou qu'il ne présente que des symptômes faisant soupçonner une maladie ou même qu'il ne soit qu'exposé à la contagion, dès que l'arrêté a été pris il y a interdiction absolue de vente et toute vente qui intervient pendant les délais et en dehors des prescriptions du règlement du 22 juin 1882 est radicalement nulle.

Que dit, en effet, ce règlement?

Peste bovine. — « Lorsque la *peste bovine* est constatée dans une commune, le préfet prend un arrêté d'infection, soit d'une partie seulement de la commune dont l'arrêté détermine exactement le périmètre, soit de la commune tout entière, soit même, s'il y a lieu, des communes voisines (art. 8).

« La *déclaration d'infection entraine* l'application des dispositions suivantes :.... 4° défense absolue de faire sortir lesdits animaux hors du territoire déclaré infecté si ce n'est pour la boucherie, et dans les conditions précisées dans l'article suivant » (art. 11).

Péripneumonie contagieuse. — « Lorsque la *péripneumonie* est constatée dans une commune, le préfet prend un arrêté portant déclaration d'infection (art 21).

« La *déclaration d'infection entraine* :... 5° interdiction de vendre des animaux qui ont été exposés à la contagion » (art 22).

Fièvre aphteuse. — « Lorsque la *fièvre aphteuse* est constatée dans une commune, le préfet prend un arrêté portant déclaration d'infection (art 29).

« La *déclaration d'infection entraine....* 9° interdiction de vendre les animaux malades, si ce n'est pour la boucherie, auquel cas, ils doivent être conduits directement à l'abattoir par des voies indiquées à l'avance. La même interdiction s'applique, pendant un délai de 15 jours à ceux qui ont été exposés à la contagion. Dans le cas de vente pour la boucherie, il est délivré un laissez-passer, qui est rapporté au maire dans le délai de cinq jours, avec un certificat attestant que les animaux ont été abattus ; le certificat est délivré par l'agent préposé à la police de l'abattoir ou par l'autorité locale dans les communes où il n'existe pas d'abattoir.

Clavelée. — « Lorsque la *clavelée* est constatée dans une commune, le préfet prend un arrêté portant déclaration d'infection des locaux ... dans lesquels se trouvent les animaux malades (art 33) — « La *déclaration d'infection entraîne* :... 5° interdiction de vendre des animaux malades : si les animaux guéris ont été séparés du reste du troupeau, les effets de l'interdiction qui pèse sur eux cessent vingt jours après leur guérison ; 6° interdiction de vendre si ce n'est pour la boucherie, les animaux qui ont été exposés à la contagion ».

Il en est de même en ce qui concerne les autres maladies contagieuses énumérées dans le décret de 1882 telles que la gale, la morve, le farcin, la dourine, la rage, le charbon. D'après le décret du 28 juillet 1888 : « Dans les cas de charbon (sang de rate, fièvre charbonneuse) ou charbon symptomatique, le préfet prend un arrêté pour mettre sous la surveillance du vétérinaire sanitaire les animaux parmi lesquels la maladie a été constatée, ainsi que les locaux, cours, enclos, herbages et pâtures où ils se trouvent (art 1er). — Pendant toute la durée de la surveillance, les animaux sains qui ont été exposés à la contagion ne peuvent être vendus que pour la boucherie »

De même en ce qui concerne la tuberculose (art. 9 et suivants).

Enfin « lorsque le *rouget* ou la *pnemo-entérite infectieuse* est constatée dans une commune , le préfet prend un arrêté portant déclaration d'infection (art 14) « La *déclaration d'infection entraîne* ... 3° Interdiction d'abattre les porcs atteints de la maladie sans en donner préalablement avis à l'autorité municipale ; 4° interdiction de vendre, si ce n'est pour la boucherie, les porcs qui ont été exposés à la contagion ».

Donc, c'est à partir de l'arrêté préfectoral portant déclaration d'infection ou mettant sous la surveillance du vétérinaire des animaux malades ou contaminés que la *vente est interdite*

Nous pourrions borner là nos citations, mais dans la crainte que notre système ne soit critiqué, nous tenons à ne laisser aucun doute dans les esprits, aussi nous a-t-il paru bon de rappeler les paroles de M. Jobard, rapporteur de la loi au nom de la commission sénatoriale « C'est le préfet qui prend l'arrêté portant déclaration d'infection ; *dès que* la maladie contagieuse a été constatée, cette déclaration d'infection entraîne l'application des mesures destinées à en arrêter l'extension » (1).

De même, plus tard, le 9 mars 1881, M. Lorois s'exprimait ainsi, à la Chambre des députés ! « *Tant que le caractère de la maladie n'est pas reconnu, vous ne pouvez punir, vous ne pouvez même rien reprocher à la personne qui possède un animal malade.*— Seulement dès que le caractère de la maladie est reconnu, il faut que le maire en soit immédiatement prévenu. Le propriétaire qui n'aurait pas prévenu le maire encourrait alors les pénalités que je viens de rappeler ».

Enfin, le ministre de l'agriculture, dans sa circulaire du 20 août 1882, ayant pour objet l'interprétation de la loi du 21 juillet 1881 et du décret réglementaire d'administration publique du 22 juin 1882, n'a-t-il pas dit :

« La déclaration d'infection est la constatation officielle de l'existence de la contagion dans les lieux déterminés par l'arrêté du préfet. *A partir du moment où cet arrêté a été publié, les prescriptions de la loi et du règlement d'administration publique spéciales* à chaque maladie en particulier *sortent leur plein et entier effet.* Il en résulte que toutes ces prescriptions doivent être appliquées *ipso facto*, à la seule exception de celles qui exigent une nouvelle intervention de l'autorité : ce sont, par exemple, l'abattage des animaux malades et contaminés, dans le cas de peste bovine ; l'abattage et l'inoculation, dans le cas de péripneumonie (L. art. 6, 8, 9, 11.)

Et ailleurs :

« Immédiatement après la constatation de la peste bovine, doit intervenir l'arrêté portant déclaration d'infection prévu par l'article 5 de la loi et qui est le point de départ, le signal de l'application de toutes les mesures spéciales à cette maladie.

« Il en est de même pour les autres maladies contagieuses

(1) Séance du 29 mars 1879. *Journal Officiel*, 9 mai 1879, p. 3789.

ainsi qu'il résulte des explications fournies par le ministre touchant les conséquences de l'arrêté portant déclaration d'infection pour chacune des maladies prévues par la loi ou les règlements d'administration publique en la matière. »

De ces explications découle cette conclusion que l'acheteur, contrairement à ce que prétend la cour de cassation ne pourra intenter son action en nullité qu'autant que l'animal lui aura été vendu *après l'arrêté d'infection* ou de mise en surveillance ; en effet, d'après l'article 13 de la loi de 1881 et des décrets d'administration publique de 1882 et 1888 ce n'est qu'à partir de ce moment que la vente est interdite, que l'animal est mis hors du commerce, pour rester invendable pendant le temps, et sous les conditions indiquées dans cette loi et ces décrets.

N'en est-il pas de même du gibier, de certains poissons etc., à partir des arrêtés préfectoraux ?

C'est donc à bon droit que nous avons soutenu que la vente ne peut être annulée, qu'autant que le vendeur est de mauvaise foi, puisque l'arrêté l'a averti de l'interdiction de vendre ou de mettre en vente et que la vente ne devient *illicite* — distinction que ne fait pas, à tort, la cour de cassation, — qu'à *partir de l'arrêté d'infection ou de mise en surveillance.*

Mais nous dira-t-on, si seules sont interdites les ventes faites après l'arrêté d'infection, combien les acheteurs seront trompés, car il suffira que le propriétaire de l'animal ne fasse pas sa déclaration pour qu'il vende des animaux jusqu'au moment où, d'office, l'arrêté portant déclaration d'infection sera pris ?

S'il en était ainsi l'acheteur aura-t-il plus à craindre ? En aucune façon !

Si l'acheteur, s'aperçoit qu'il a été trompé, qu'un marchand de mauvaise foi lui a vendu un animal atteint de maladie contagieuse, qu'il fasse de suite sa déclaration à la mairie ou au commissariat de police, qu'il aille ensuite soumettre sa requête au vétérinaire sanitaire de sa circonscription ; ce dernier sera vite éclairé, par la visite qu'il fera, enverra son rapport au Préfet qui le transmettra au Procureur de la République, et comme « obligation est faite à tout propriétaire, à toute personne ayant, à quelque titre que ce soit la chargé des soins ou la garde d'un animal atteint ou soupçonné d'être atteint de l'une des maladies contagieuses visées par l'article 1er, d'en *faire sur le champ* la déclaration au maire de la commune ; que la déclaration doit être faite aussitôt que l'existence de la maladie contagieuse est connue, ou dès que le soupçon de l'existence d'une maladie de cette nature a pris naissance et que ceux-là sont répréhensibles et s'exposent à des *poursuites correctionnelles*, qui ne se conforment pas, non seulement à l'obligation de déclarer, mais de *déclarer sur le champ* (1) ». Le vendeur poursuivi devant les juges correctionnels se verra condamné pour avoir vendu ou mis en vente des animaux qu'il savait atteints ou soupçonnait d'être atteints de maladies contagieuses (art. 13 et 31 de la loi du 21 juillet 1881). Alors, l'acheteur au lieu de demander la nullité de la vente basée sur ce que l'animal était *hors du commerce*, intentera l'action en nullité fondée sur le dol et en même temps s'il y a lieu une action en dommages-intérêts. La condamnation en police correctionnelle sera la meilleure preuve qu'il puisse fournir pour établir le dol et faire annuler la vente.

C'est pourquoi nous pensons que les acheteurs sont suffisamment armés pour obtenir les différentes satisfactions qu'ils désirent avoir, qu'il s'agisse de résolution du marché ou de réduction de prix, de dommages-intérêts ou de la nullité de la vente soit pour cause de dol, soit parce que l'animal était hors du commerce.

(1) Circulaire du Ministre de l'agriculture du 20 août 1882 ayant pour objet l'interprétation de la loi du 21 juillet 1881 et du décret réglementaire d'administration publique du 22 juin 1882 et article 3 de la loi de 1881.

Imp. G. Saint-Aubin et Thevenot, Saint-Dizier (Hte-Marne). 30, Passage Verdeau, Paris.

9 782019 659424